Docteur MEYER-TEBOUL

De la Contagion hospitalière de la Fièvre typhoïde

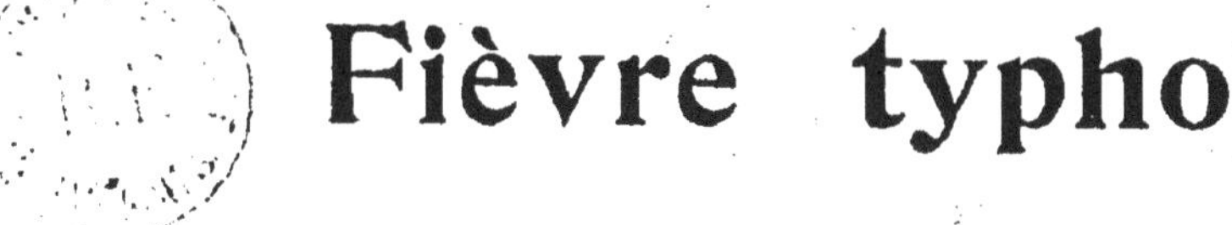

Contribution à l'étude de cette question :
Observations à l'Hôpital civil d'Alger

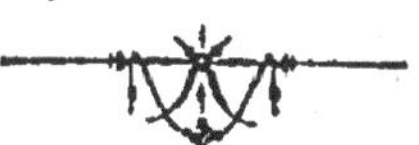

ALGER
ADOLPHE JOURDAN, ÉDITEUR
PLACE DU GOUVERNEMENT

1915

De la Contagion hospitalière

de la

Fièvre typhoïde

Docteur MEYER-TEBOUL

De la
Contagion hospitalière
de la
Fièvre typhoïde

Contribution à l'étude de cette question :
Observations à l'Hôpital civil d'Alger

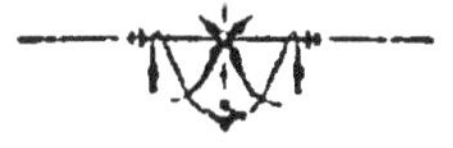

ALGER
ADOLPHE JOURDAN, ÉDITEUR
PLACE DU GOUVERNEMENT

1915

A la mémoire de mes Grands-Parents

A la mémoire de mon Frère GASTON

A mon Père

A ma Mère

A mes Frères

A mes Amis

A mon Président de thèse

Monsieur le Professeur SOULIÉ

A mes Juges

A Monsieur le Professeur CRESPIN

Professeur d'Hygiène et de Médecine légale

A mon Maître

Monsieur le Professeur GILLOT

Agrégé de la Faculté d'Alger

Témoignage de profonde gratitude

A Monsieur le Docteur RAYNAUD

Chargé des fonctions d'Agrégé

AVANT-PROPOS

Étant jeune étudiant, nous aimions à nous représenter le moment de soutenir notre Thèse. Dans ce rêve, notre bonheur consistait à pouvoir fêter ce beau jour avec tous nos bons camarades. Mais presque tous sont partis pour la défense de notre Noble Patrie, engagée dans la plus formidable guerre qui se soit produite depuis l'origine de l'humanité. Quelques-uns ont déjà donné leur vie pour sa défense; d'autres ont été blessés ; tous ont largement fait leur devoir.

Nous regrettons vivement de ne pouvoir participer à cette lutte effroyable, chargée d'obtenir le triomphe de la France, cette éternelle et glorieuse protectrice de la civilisation et des justes causes.

Nous nous inclinons, très respectueusement, devant les tombes de nos chers camarades les Docteurs Alaux, Michel et Calamel, morts glorieusement au Champ d'Honneur. Nous n'oublierons jamais la bonté de leur cœur, leur obligeance à toute épreuve, l'élévation de leurs sentiments. Aussi nous conserverons pieusement leur mémoire.

Avant d'entrer plus avant dans le cœur de notre sujet, nous nous faisons un devoir de remercier tous ceux qui à l'hôpital et à la Faculté nous ont prodigué sans cesse leur enseignement.

Nous remercions très vivement, M. le Professeur Curtillet, doyen de la Faculté de Médecine, pour ses cliniques si documentées et ses leçons au lit des malades, si précieuses pour l'instruction des élèves.

Nous conservons le meilleur souvenir de M. le Professeur Ardin-Delteil pour ses savantes leçons faites à la clinique médicale.

Que M. le Professeur Argaud veuille bien agréer le témoignage de notre profonde gratitude. Nous n'oublierons jamais la bonté, ni les précieuses leçons d'histologie et d'anatomie pathologique de ce maître aussi modeste qu'érudit.

Nous remercions du fond du cœur M. le Professeur Weber pour ses savantes leçons d'anatomie descriptive et d'anatomie topographique.

Nous exprimons notre gratitude à MM. les Professeurs Soulié et Cange, pour la bienveillance qu'ils nous ont toujours témoignée.

Nous devons une gratitude toute spéciale à M. le Professeur Rouvier, auprès duquel nous avons appris tout ce que nous savons en obstétrique.

Nous prions M. le Professeur Gillot, qui nous a inspiré la pensée du sujet, de vouloir bien agréer l'hommage de notre profonde reconnaissance.

M. le Professeur Soulié, en acceptant la Présidence de notre Thèse, nous a fait un grand honneur.

Alger, 15 juin 1915.

Chapitre Premier

INTRODUCTION

INTRODUCTION

Vers la fin de l'année 1914 il y a eu, à Alger, une épidémie de fièvre typhoïde disséminée un peu partout, dans la ville, et depuis lors nous avons eu l'occasion de voir à l'hôpital civil de Mustapha, plus particulièrement à la salle Andral, certains malades, victimes de cette épidémie.

Peu de temps après nous avons vu naître la dothiénentérie chez quelques-unes de nos malades, hospitalisées, depuis longtemps, pour une affection toute différente. Nous nous sommes inquiétés, d'une façon spéciale, au sujet de ces dernières malades et nous nous sommes demandé s'il ne s'agissait point là de *contagion*, contagion ayant attiré depuis plusieurs années l'attention des médecins.

La simultanéité de deux de nos cas apparaissant, à la salle Andral, à peu de jours d'intervalle, ce fait que nos malades étaient voisines de certaines typhiques, venues du dehors, l'apparition successive d'autres cas survenus dans les mêmes conditions, tout cela nous porte à croire que nos cas sont bien le résultat d'une contagion *directe* ou *indirecte* née dans la salle même.

Nous avons recueilli quelques observations que nous rapportons, dans notre modeste travail, dans le but de nous solidariser avec ceux qui ont déja étudié la contagion hospitalière de la fièvre typhoïde et qui réclament depuis longtemps l'application des sanctions prophylactiques en rapport.

Dans le prochain chapitre, nous traitons l'historique de notre sujet, mettant en relief les principaux théoriciens.

Nous publions ensuite, dans le troisième chapitre, certaines observations que nous avons empruntées à diverses sources, observations qui nous ont paru classiques.

Nous donnons également nos observations personnelles. Il s'agit dans ces dernières, cliniquement et scientifiquement, de fièvre typhoïde ; nous faisons abstraction du côté bactériologique en confondant les bacilles d'Eberth, le para A et le para B.

Dans le chapitre IV nous faisons une discussion étiologique pour dégager la part qui revient à la contagion directe, à la contagion indirecte et aux différents modes de transmission du bacille typhique.

Dans le dernier chapitre, nous cherchons les mesures prophylactiques à mettre en pratique pour lutter contre la contagion hospitalière de la fièvre typhoïde.

Chapitre II

HISTORIQUE

HISTORIQUE

Au commencement du XIXe siècle la fièvre typhoïde fut nettement dégagée des affections avec lesquelles on la confondait jusqu'alors et dès cette époque la question de la contagion de cette maladie souleva des controverses.

La fièvre typhoïde fut d'abord désignée sous le nom de *fièvre putride* ou *fièvre muqueuse*. En 1813 Serres et Petit signalèrent pour la première fois ses lésions anatomiques et l'appelèrent *fièvre entéro-mésentérique*. Avec eux Prost et Broussais considéraient que toute la maladie était constituée par la lésion intestinale et qu'aucun caractère contagieux ne pouvait lui être accordé.

Andral partageait leur opinion.

Une étude plus approfondie des altérations intestinales fut faite par Louis (1820) qui lui donna le nom de fièvre typhoïde et par Bretonneau qui lui donna celui de dothiénentérie. Dans ses recherches Louis admet la contagion.

Vers la même époque Leuret communique à l'Académie de Médecine un mémoire se rapportant à l'épidémie de Nancy de 1828 où il publie, entre autres, l'observation d'un cas de contagion hospitalière.

En 1834 Gendron de Château-du-Loir se montre nettement contagionniste dans son mémoire : *Recherches sur les épidémies des petites localités*. « Quel que soit le principe contagieux de la fièvre typhoïde, dit-il, il nous est démontré que cette maladie se transmet :

1° Directement par contact immédiat :

2° Indirectement par contact médiat.

De là pour cet auteur, quatre modes de contagion :

A) Contagion directe immédiate des malades aux gardes-malades ;

B) Contagion directe médiate du malade à ceux qui le visitent ou l'approchent sans le toucher ;

C) Contagion indirecte immédiate qui se fait sous l'influence du contact immédiat avec les effets qu'ont portés les malades ;

D) Contagion indirecte médiate, la maladie se propageant en dehors du foyer des malades à des individus qui n'ont eu que des rapports avec des tiers, visiteurs ou gardes-malades, mais restés sains eux-mêmes.

En 1850, à l'époque où parut le célèbre mémoire de Piedvache de Dinan (*Recherches sur la contagion de la fièvre typhoïde*) couronné par l'Académie de Médecine, deux écoles étaient en lutte : l'une comprenant les médecins de Paris et des grandes villes niait la contagion de la fièvre typhoïde ; l'autre comprenant les médecins de province admettait la contagion dans les familles, surtout à la campagne.

Piedvache donne un grand nombre d'observations tendant à démontrer que la fièvre typhoïde n'est pas moins contagieuse que la variole ou la scarlatine.

Ses conclusions sont les suivantes :

1° La fièvre typhoïde est contagieuse ;

2° Pour que la contagion ait lieu il faut :

Pour celui qui la donne, défaut de renouvellement de l'air qui l'entoure ;

Pour celui qui la reçoit, séjour plus ou moins prolongé auprès du malade, dans cet air non renouvelé.

Comme on le voit Piedvache, ainsi que les médecins de campagne, ne faisait aucune allusion encore à la transmission par les eaux ; il admettait la transmission par l'air et comparait volontiers la contagion de la fièvre typhoïde à celle de la scarlatine ou de la variole.

Ce désaccord qui régnait entre les différents auteurs peut s'expliquer par la filiation des cas, à peu près impossible à discerner à Paris, s'imposant au contraire avec évidence dans les petites localités. C'est ce qui fait dire à Forget :

« J'ai nié la contagion jusqu'à ce que, transporté en province, des faits irréfragables fussent venus me démontrer que la fièvre typhoïde peut affecter les personnes qui séjournent auprès des malades. »

En 1854 Pettenkoffer a imaginé la théorie des *oscillations de la nappe d'eau souterraine*. « Je ne sais, écrivait-il, quelle est la cause de la maladie, mais je crois pouvoir la rattacher à la variation du niveau de la nappe des puits. Le rôle de ces variations est de permettre aux eaux souterraines d'humecter le sol et de se retirer en le laissant humide. C'est quand il est ainsi convenablement humecté qu'il devient dangereux. Trop de sécheresse du sol ou trop d'humidité nuisent à l'éclosion de la maladie. Les abaissements du niveau sont surtout importants parce qu'ils laissent émerger des matières organiques incapables de fermenter tant qu'elles sont baignées par l'eau ».

Dans une discussion à la Société de Médecine de Lyon, en 1863, Teissier insiste sur la rareté des faits de contagion observés dans les hôpitaux et en conclut que si la fièvre typhoïde est contagieuse, elle l'est très peu.

Murchison dans ses Etudes sur les fièvres continues

de Grande-Bretagne, en 1873, dit que les partisans de la contagiosité de la fièvre typhoïde ont invoqué à l'appui de leur opinion des faits de contagion chez des infirmiers et des domestiques. Il est inutile de rappeler que lui-même n'est pas partisan de la théorie de la contagion et dit-il, l'expérience hospitalière est peu favorable en effet à cette opinion. Il cite Andral et Bretonneau. Wilks n'a vu aucun cas de contagion à Guy's Hospital ; Peacock n'en a vu aucun à Saint-Thomas's Hospital ; quant à l'hôpital général de Londres, Bristowe et Holmes dans leur enquête officielle n'ont trouvé que deux cas de contagion chez des infirmières.

Pendant vingt-deux ans (1848-1870), 5.988 cas de fièvre typhoïde entrèrent à l'hôpital des fiévreux de Londres : 17 personnes seulement habitant dans cet hôpital, contractèrent la maladie. Pendant neuf années, 3555 cas de fièvre typhoïde furent traités dans les mêmes salles que 5.144 malades atteints d'autres affections, et il n'y eut aucun cas de contagion parmi ces derniers.

Aussi Murchison conclut-il à la non-contagiosité et admet-il que lorsque des cas se produisent dans un hôpital, ils sont dus à la pénétration des matières fécales dans les eaux de boisson.

Cette question de l'influence des *émanations putrides* qui constitue la théorie de Murchison, amena en 1867, une discussion importante à l'Académie de Médecine, discussion où Guéneau de Mussy et Jaccoud soutinrent l'un la théorie putride, l'autre la théorie de la contagion.

Une seconde théorie, émise en Angleterre par Budd, soutient que la fièvre typhoïde naît de la fièvre typhoïde, et représente une affection éminemment contagieuse. Les germes morbides sont contenus dans l'intestin des malades ; chaque garde-robe jetée au hasard peut contaminer l'eau qui est le mode de transmission le plus favorable. La diffusion est telle, ajoute-t-il, qu'un seul malade pourrait infecter toute une ville si les déjections pénétraient dans les égouts.

En 1886 Debove apporte un énergique plaidoyer en faveur de la *contagion directe* de la dothiénentérie. Debove cherche à établir que la fièvre typhoïde se transmet directement par le passage du contage de l'individu malade à l'individu sain. C'est le mode de contagion de la variole et de la scarlatine.

La même année Joffroy recueille 340 observations de fièvre typhoïde et ne constate aucun cas contracté à l'hôpital soit parmi les malades soignés pour d'autres affections, soit parmi les élèves ou le personnel.

Richard, au contraire, se range à l'avis de Debove et signale des cas de contagion chez des infirmiers en rapport constant avec les malades.

Labbé déclare que la contagion par l'air est plus que douteuse, et prouve la contagion par l'eau souillée de débris de déjections. A l'appui de cette loi il cite les observations remarquables, de Dionis des Carrières, dans l'épidémie de 1882 à Auxerre. Pour lui l'isolement des typhiques est tout à fait secondaire, sinon illusoire ; il indique l'urgence de recourir à tous les moyens capables de prévenir ou combattre les souillures de linge, vêtements, meubles même, et surtout des eaux qui sont le véhicule du germe infectieux de la fièvre typhoïde.

Féréol croit que le mode de contagion par les *voies respiratoires* est le plus fréquent.

Pour Hayem la contagion consiste dans le passage direct, mais non par contact, d'un virus fabriqué par l'organisme malade dans l'économie d'un individu sain auquel se communique ainsi la maladie.

A la statistique de Joffroy, Gérin-Roze répond par une statistique non moins précise :

Aux 340 observations sur lesquelles Joffroy s'appuie, il oppose 382 observations recueillies en 4 ans à l'hôpital Tenon, à l'hôpital Bichat et à l'hôpital Lariboisière. Dans ce dernier, en particulier, sur 178 cas, 13 se sont développés dans les salles.

Comme on le voit, Gérin-Roze se montre nettement contagionniste.

Letulle aborde la question du rôle de l'hôpital dans la contagion de la dothiénentérie et divise systématiquement, en deux groupes bien distincts, les cas intérieurs de fièvre typhoïde

Dans la première catégorie, il place uniquement les internés proprement dits, ceux qui, pour une raison ou pour une autre (malades alités, infirmiers consignés) ne peuvent, matériellement, correspondre d'aucune façon avec le dehors, et par conséquent ingérer, sous aucune forme, les germes pathogènes inclus trop souvent dans les aliments ou les boissons.

Dans le second groupe il fait entrer tous les autres habitants de l'hôpital exposés d'une façon quelconque à pénétrer dans les foyers d'infection typhoïdique·

Continuant son étude, Letulle dit :

« Ce n'est que par une analyse méticuleuse des conditions pathogéniques qui président au développement des cas nosocomiaux de fièvre typhoïde, qu'on peut arriver à dégager la part qui revient à l'encombrement hospitalier, à la distribution d'une eau impure pour boisson, à la dissémination des germes morbigènes, à leur pullulation problématique dans l'intérieur des salles, enfin à la contagion *immédiate* vraisemblable avec nos idées actuelles sur les éléments infectieux, mais aujourd'hui encore non démontrée d'une façon positive, irréfutable. »

En 1889, Ollivier déclare que la contagion hospitalière se fait par l'air, peut-être, mais sûrement par l'eau.

Lemoine, en 1892, rapporte 4 cas de contagion par *des chaises percées* et indique le rôle des objets souillés dans le mécanisme de la contagion de la dothiénentérie.

Hauser (thèse, 1896) relate 6 cas intérieurs observés en l'espace de 10 mois dans le service du professeur Netter.

A la Société Médicale des Hôpitaux, en 1897, Guinon et Troisier citent quelques cas qui leur ont paru être dus à l'état d'encombrement du service.

Netter, dans les nombreux cas qu'il a observés à l'hôpital Trousseau, écarte la contagion par l'air et admet comme moyen de contamination le contact des muqueuses par des mains souillées.

Mlle Donzeau (thèse, 1900) relate 4 cas de fièvre typhoïde contractés à l'hôpital des Enfants-Malades dans une même salle.

M. Gillot a rapporté en 1904 un cas de *contagion hospitalière* par contact direct.

Des voix autorisées s'élèvent aujourd'hui de tous côtés pour démontrer que le malade peut être par lui-même une source de contagion *médiate* ou *immédiate*.

Dönitz a rapporté en 1903 les résultats d'une enquête sur un certain nombre de cas de fièvre typhoïde traités dans les hôpitaux de Berlin.

Sur 37 cas dont l'origine a pu être établie, 18, près de la moitié, étaient imputables à la contagion.

Les troupes américaines rassemblées en 1898 dans les camps de la Floride et de la Virginie pendant la guerre de Cuba ont eu une proportion énorme de typhiques, le cinquième environ de l'effectif, 20.738 et 1.580 décès :

1608 cas ont été l'objet d'investigations étiologiques rigoureuses : 563 étaient attribuables à la contagion directe soit 35,1 pour cent ; 447 pourraient être expliqués par la contagion indirecte soit 27,79 pour 100.

Dans les provinces occidentales de l'Allemagne où, sur l'initiative de Koch, un effort considérable a été entrepris pour arrêter les progrès de la dothiénentérie, les mesures les plus importantes sont celles qui visent la contagion.

En 1900, Nœbel signale une épidémie de fièvre typhoïde au sud-est du département de Beuthen incriminable à la *contagion*, toute propagation par l'eau étant exclue. Le chiffre atteint par les cas de typhoïde fut de 627 avec 84 décès.

Le bassin central fournissait aux habitants de ce département une eau pure, contenant peu de germes. Malheureusement cette eau était insuffisante à assurer les soins de propreté, ce qui a pu favoriser l'extension et la longue durée de l'épidémie.

Nœbel rejette absolument l'hypothèse d'une contamination par l'eau et insiste sur la facilité d'une *contagion directe*, exercée par tous les émonctoires des malades, par les urines, les matières fécales, les vomissements. Les mains souillées des enfants, les animaux domestiques deviennent alors les moyens de transmission du germe typhique les plus favorables ; et parmi ceux-ci l'auteur mentionne tout spécialement les légumes mangés crus, radis, salades que les habitants cultivent derrière leurs maisons.

En 1903 Talayrach, chargé d'une mission en Allemagne, eut l'occasion de visiter quelques-unes des stations installées en vue d'une lutte antityphoïdique. Il rapporte l'état de la question en disant qu'au cours d'une épidémie, on a compté avec 3 possibilités :

1° l'infection par l'eau contaminée,

2° l'infection alimentaire,

3° l'infection par *contact*, facteur que Koch met au premier plan.

D'après Koch, dit l'auteur, l'homme est le vrai terrain de culture du bacille d'Eberth, les autres milieux, tels que l'eau et les aliments ne sont que de simples véhicules ou des substratums de fortune. La lutte doit donc débuter, non pas, comme auparavant, par la recherche du micro-organisme dans l'eau, où il est presque sûrement introuvable, mais chez le malade, chez tous ceux qui l'ont approché, dans tous les objets qui l'ont touché.

Le mode de transmission par le contact une fois connu, on prit des mesures propres à empêcher toute contamination : l'isolement des malades dans des baraques Dœcker, la désinfection rigoureuse de leurs chambres, la surveillance des convalescents et des parents des malades, dont les matières et le sang furent soumis deux fois par semaine à l'examen bactériologique.

Ces expériences furent couronnées de succès.

Dans leur étude sur l'étiologie et la prophylaxie de la fièvre typhoïde, Vincent, professeur au Val-de-Grâce, Thoinot, Vaillard, Kelsch accordent une place importante à la *contagion* tant *directe*, qu'*indirecte*.

Tous ces faits, comme on le voit, apportent une confirmation bien précieuse à l'ancienne doctrine française de la contagiosité typhique soutenue par Leuret, Bretonneau et Piedvache et brillamment défendue en Angleterre par William Budd.

Chapitre III

OBSERVATIONS

OBSERVATIONS

Observation I

(Dr Gillot. In *Bulletin médical de l'Algérie*, 15 juin 1904)

Vers le milieu de novembre 1903, un jeune homme de 19 ans, M. D..., entrait à l'hôpital de Mustapha, salle Trousseau, pour y être soigné de crises épileptiques, existant depuis plusieurs années. Il s'agissait d'épilepsie vraie chez un dégénéré physique, sans troubles morbides de l'enfance, sans antécédents héréditaires connus. Aussitôt fut institué le traitement par le bromure de potassium à haute dose et cette médication, qui amoindrit, puis annula les crises, fut maintenue jusqu'à l'époque où s'annonça la dothiénentérie.

Ce fut au milieu de décembre, un mois après son entrée, que notre malade présenta quelques malaises généraux avec légère bronchite, crachats sanguins, céphalée, insomnie, anorexie et diarrhée, etc... qui firent prévoir la fièvre typhoïde.

En effet, le 14 décembre la température atteignit 40° et la courbe thermométrique fut dans la suite celle d'une dothiénentérie régulière.

La maladie évolua normalement sans rien de notable au point de vue symptomatologique. Qu'on sache seulement : que la diazo-réaction faite vers le cinquième jour fut négative, comme il semble de règle à Alger ; que le séro-diagnostic cherché le lendemain fut positif au 1/40e et au delà ; qu'à aucun moment il n'y eut de troubles cérébraux délirants, ni autres complications. Le traitement se fit, comme d'ordinaire, par les bains froids.

En ce qui concerne l'épilepsie au cours de cette fièvre, il n'y eut qu'une crise le 27 décembre, c'est-à-dire le dix-neuvième jour. Il est à remarquer que cette crise coïncida avec le début de la défervescence. La crise suivante ne se produisit que vers le 5 janvier, en pleine convalescence. Le bromure fut alors repris, puis continué. Les 9, 10, 11 janvier, survinrent d'autres crises, puis ce fut tout. A quelque temps de là, M. D... sortait complètement guéri.

La fièvre typhoïde a donc été prise à l'hôpital de Mustapha, puisqu'elle a éclaté après un mois de séjour ininterrompu ; le malade du reste y était prédisposé par son âge. Son histoire peut faire entrevoir, comme une possibilité favorisant l'infection éberthienne, la saturation bromurée de l'organisme, et cette idée n'a rien d'illogique, sans qu'il soit facile d'en faire la preuve.

Mais ce qu'il importe, c'est de bien préciser par quels moyens se sont faites l'importation et l'introduction du germe.

On sait comme il est difficile parfois de les découvrir et à combien de discussions ont donné lieu les cas de typhoïde d'origine hospitalière. C'est surtout lorsque la contagion a semblé indirecte qu'on s'est torturé l'esprit pour deviner l'agent vecteur. N'a-t-on pas accusé les canules à lavements, les lavages d'estomac, les mouches, etc..? Ici la chose fut très simple comme on va le voir, et c'est ce qui fait l'importance de notre observation, contrairement à celles publiées sur la même question. En effet, la maladie fut prise par *contact direct* avec un typhique, voici dans quelles conditions :

Nous devons d'abord affirmer qu'aucun typhique n'était soigné dans la salle Trousseau, mais qu'il y en avait un, commençant alors sa convalescence, qui habitait une chambre particulière, voisine de cette salle commune. Or, en poursuivant notre enquête, nous avons appris que, plusieurs fois, la sœur du service avait employé le jeune épileptique pour l'aider auprès de ce malade, lui porter ses aliments, arranger sa vaisselle, etc... Comme D... ne se lavait pas les mains après cela, ni ne prenait aucun des soins antiseptiques, utiles en pareil cas, il n'est point douteux que le germe fut recueilli au contact du typhique ou de ses objets usuels et introduit, grâce aux mains, par l'alimentation. Nous nous sommes assuré que rien outre ne s'était passé. Nous avions au laboratoire de la clinique des cultures pures de bacille d'Eberth en bouillon et plusieurs fois D... était venu faire des commissions au laboratoire. Il aurait donc pu avaler un tube de ces cultures, tout comme cette femme, citée par MM. Duflocq et R. Voisin (*Archives générales de Médecine*, octobre 1903) qui, navrée d'être enceinte des œuvres d'un mari qu'elle détestait, pénétra dans un laboratoire bactériologique, y prit une culture en bouillon du bacille de la fièvre typhoïde, puis l'avala pour se suicider et ne réussit, en fin de compte, qu'à obtenir une dothiénentérie banale. Rien de semblable ne s'est passé à Mustapha et M. D... ne nous fit pas l'honneur d'une semblable expérimentation.

Nous devons admettre chez lui l'ingestion, comme le mode naturel, l'infection par d'autres voies, surtout par la respiration étant très exceptionnelle, si même réelle.

L'eau de boisson, en tout cas, ne saurait aucunement être incriminée, sans quoi aurait éclaté une épidémie à l'hôpital, tout au moins dans la salle Trousseau où il ne se produisit que ce seul cas.

En somme, il n'est pas douteux que nous ayons en affaire à une *contagion directe* ayant causé à l'hôpital une fièvre typhoïde chez un malade jeune.

***

Observation II

(Netter, in thèse Hauser)

Louise L..., 17 ans, entre dans le service, le 24 avril 1895, pour des douleurs dans le côté droit et des vomissements continuels. On constate un rein droit mobile.

La petite malade se rétablit assez rapidement et complètement. Elle engraisse et prend tout à fait bonne mine. Très malheureuse dans sa famille, on la garde pour lui diminuer une énorme cicatrice chéloïdienne au cou. Assez forte fille, elle tâche de se rendre utile et aide les infirmières dans leur service.

Les vomissements s'arrêtent complètement, l'appétit est excellent. Comme elle présente des cicatrices au cou, on l'ausculte à différentes reprises sans jamais rien trouver dans les poumons.

Au commencement d'août, elle ne se sent plus en train, est courbaturée, fatiguée, ne mange plus.

Dans ces derniers temps nous avions eu quelques typhiques dans la salle, dont l'une, Caroline P..., très gravement malade ; elle avait de nombreux furoncles et même un gros abcès à la partie interne de la cuisse. Louise aidait Mme Morin, notre surveillante, à nettoyer et à panser Caroline qui, chaque fois très indocile se débattait beaucoup, en envoyant tout promener autour d'elle

Antécédents héréditaires. — Le père, ébéniste, toujours bien portant, n'a jamais eu la fièvre typhoïde. La mère également bien portante, n'a pas eu la fièvre typhoïde. Elle souffre beaucoup de l'estomac depuis quelque temps, anorexie, vomissements. Six enfants morts tous en bas âge, un garçon vivant et bien portant.

Antécédents personnels. — Élevée au biberon à Montargis chez une nourrice, jusqu'à l'âge de 5 ans. Contracte la coqueluche peu après son arrivée à Paris. A 7 ans, abcès de la joue, probablement tuberculeux, car il reste au cou de nombreuses cicatrices. Sous le menton large chéloïde, provenant d'un abcès incisé il y a deux ans. Rougeole à 8 ans ; scarlatine à 10 ans ; à 11 ans 1/2 gastrite, vomissements, grand amaigrissement ; sur le corps, les bras et les jambes. Il survient au bout d'un certain temps des taches jaunes, ecchymotiques, avec fortes douleurs dans les jambes d'abord, puis dans les bras (muscles et articulations). Elle se remet lentement.

Il y a deux ans, elle passe trois mois à Berck après un séjour d'un an à Trousseau pour une adénopathie ganglionnaire du cou.

Menstruation irrégulière.

8 août. — Plusieurs frissons assez intenses ; point de côté violent dans le côté gauche, vomissements, température 39°.

13 août. — Fosse iliaque gauche très légèrement douloureuse, rate un peu plus grosse que la veille ; langue très sale sur les bords, fendillée ; dyspnée assez marquée. En avant, rien à la percussion, peut-être le sommet gauche est-il un peu plus résistant et y a-t-il une légère submatité. Respiration un peu rude au sommet droit en arrière et en avant ; à la base gauche et dans l'aisselle, respiration également un peu rude, peut-être une ébauche de frottement. Température 40°.

14 août. — Rate très nettement augmentée de volume, vomissements, diarrhée. Quelques taches rosées qui paraissent plus nettes. Température au-dessus de 40°.

16 août — Pouls manifestement dicrote. Température 39°6.

18 août. — On sent la rate au palper ; quelques grosses papules disséminées ; râles sibilants assez nombreux ; état typhique très prononcé, stupeur et grand abattement. Température de nouveau à 40°.

19 août. — La malade a meilleur aspect, la langue est moins sale, humide. Toujours des vomissements, moins de diarrhée.

La rate est moins grosse. Râles sibilants, nombreux en avant et en arrière. Le pouls est bon.

23 août. — La langue est redevenue sèche ; toujours un peu de diarrhée et quelques vomissements. Température 38° le matin, 39° le soir.

28 août. — La langue est toujours un peu sèche ; cependant pas trop sale ; la malade paraît de nouveau plus abattue. Les fosses iliaques sont redevenues douloureuses à la pression ; sur le dos et sur le ventre il semble se dessiner quelques taches qui depuis quelques jours étaient complètement disparues.

Râles sibilants nombreux. Bruits du cœur normaux, pouls 110. Température 37°8 le matin, 38° le soir.

30 août — Même état, la rate est redevenue très grosse ; un vomissement. La température est à 40°.

1er septembre. — Les taches sont très nettes et très nombreuses, le ventre douloureux à la pression, vomissements, rate très tuméfiée, râles sibilants partout. Pouls 105. Température 38°9 le matin, 40°5 le soir.

2 septembre. — Epistaxis, rate tuméfiée et douloureuse, vomissements. Température 39°8 le matin, 40°6 le soir.

4 septembre. — Râles sibilants extrêmement abondants.

7 septembre. — La langue devient bonne, humide et rosée, la rate diminue. Température 38°5 le matin, 39° le soir.

12 septembre. — État général bien meilleur. La température est tombée à 37°5.

16 septembre. — Après une ascension d'un jour à 38° la température retombe définitivement à 37°. L'état général est satisfaisant ; la malade n'est ni trop amaigrie, ni trop abattue. La rate semble être rentrée dans ses limites normales, les taches ont disparu, la langue est belle et il ne reste que quelques sibilants. Ils finissent par disparaître au bout de quelques jours et notre malade entre franchement en convalescence.

Elle part à la campagne, tout à fait remise, sans que notre crainte d'un instant de voir une tuberculose aiguë venir se greffer sur cette dothiénentérie se fût réalisée.

Ce cas est bien nettement un cas intérieur, personne ne le contestera, et la contagion s'est faite sans doute par le mécanisme bien connu : la contagion par l'air pouvant ici être écartée, il faut admettre la *contagion directe.*

Le contage fourni par les selles est pris sur le corps du malade ou sur les draps souillés. Il est porté par les mains au contact des muqueuses et trouve ainsi son chemin jusqu'au point où il peut se développer. Louise participait avec beaucoup de zèle au service de la salle et nettoyait et pansait régulièrement une enfant, Caroline P..., atteinte de fièvre typhoïde très grave, avec furoncles et abcès à la cuisse.

Cette explication est simple. Elle satisfait parfaitement notre esprit, est absolument en harmonie avec toutes nos connaissances actuelles, de sorte que nous n'avons aucune raison d'en chercher une autre.

Nous empruntons les quelques observations qui vont suivre à M. Gandy, qui a assisté en 1906 à l'éclosion de six cas intérieurs de fièvre typhoïde tous apparus en l'espace de trois semaines dans la même salle de femmes, salle Maurice Raynaud de l'hôpital Lariboisière et concernant, l'un une infirmière de la salle, les cinq autres des malades hospitalisées depuis plus ou moins longtemps. Tous ces cas ont éclaté peu après l'entrée dans la salle d'une première typhique venue du dehors, entrée bientôt suivie d'ailleurs de celle de deux autres typhoïdes également nées au dehors.

Nous ne rapportons seulement ici, sous les chiffres III, IV et V, que trois des cas intérieurs et sous les lettres A et B, deux cas extérieurs devant être considérés comme le point de départ de cette petite épidémie nosocomiale.

Observation A

Alice Ch..., 27 ans, entre le 14 août 1906, n° 31, au quatrième jour d'une typhoïde.

Le diagnostic n'est précisé qu'au bout de quelques jours et le traitement par les bains n'est commencé que le 20, après transfert de la malade dans une pièce partiellement séparée de la salle commune ; jusque-là, et depuis son entrée, aucune précaution particulière n'a été prise et la malade a reçu des soins de deux infirmières de jour et de l'infirmière de nuit chargées par ailleurs de toute la salle.

Forme grave et prolongée (30 jours). Phénomènes ataxiques : vive agitation, pouls accéléré, soubresauts des tendons, délire, chants, cris, etc., puis abattement. Une très large escarre sacrée avec décollement et suppuration persiste longtemps après la fin de la période fébrile (10 septembre).

Depuis, convalescence régulière.

Observation B

Sophie Post..., 39 ans, entre le 17 août, n° 32, au septième jour d'une dothiénentérie. Le 18, taches rosées.

Forme moyenne. Pas de diarrhée. Signes de bronchite intense, généralisée.

Au dix-huitième jour, le 28 août. alors que la température avait commencé à décroître, réascension : rechute subintrante durant vingt-quatre jours encore, nouvelles taches le 5 septembre, etc. Apyrexie le 21 septembre. (Il y eut, par la suite, une légère rechute fébrile de quelques jours au commencement du mois d'octobre).

Alors éclatent, onze jours après l'entrée de la première typhique A, trois cas de dothiénentérie chez des malades hospitalisées pour une autre affection, occupant des lits très voisins de A et B. — Puis successivement, vingt et un jours, vingt-huit jours et trente jours après l'entrée de la typhique A, se produisent trois autres cas intérieurs chez des malades hospitalisées respectivement depuis vingt-cinq jours, quarante-et-un jours, deux cent soixante-deux jours.

Nous publions ces trois dernières observations.

∴

Observation III

(Gandy, Société médicale des hôpitaux de Paris, 1906)

Léonie Bl..., 28 ans, lit n° 16. Entrée depuis le 10 août pour rhumatisme articulaire aigu, quatrième attaque.

Le 4 septembre, vingt-cinq jours après son entrée dans la salle, la température, de 36°6 le matin, s'élève à 38°7 le soir ; réveil de douleurs articulaires. Mais le salicylate de soude n'agit nullement. Céphalée, insomnie, épistaxis ; la température monte progressivement pour atteindre 40° le 9. C'est une fièvre typhoïde d'allures bénignes ; ni prostration, ni signes abdominaux ; la température se maintient à 40° pendant 4 jours seulement, puis décroît régulièrement. Après quatorze jours, le 18 septembre, température normale.

Après sept jours d'apyrexie, rechute à caractères plus nets quoique de durée un peu moindre. Le 25 septembre la température monte à 37°9 le matin : le 27 elle touche 40°3 ; céphalée, légère épistaxis, quelques taches rosées discrètes sur les flancs. La température se maintient à 40° les 27, 28, 29, puis décroît lentement. Durée de la rechute, douze jours.

Le séro-diagnostic pratiqué le 29 septembre à 1/50 est positif.

Du 10 août au 4 septembre la malade ne se levait pas ; elle était au régime lacté, elle n'a pas bu d'eau du robinet proche de la salle.

***

Observation IV

(Gandy)

Suzanne Lor..., 17 ans, lit n° 7. Entrée depuis le 6 août pour néphrite subaiguë.

Le 11 septembre, trente-sept jours après son entrée dans la salle, élévation thermique ; jusqu'au 14, courbe irrégulière, ne dépassant 39° qu'une fois, plutôt décroissante les 13 et 14. C'est à partir du 15 septembre que se dessinent nettement les oscillations ascendantes. Céphalée, douleurs lombaires, langue typhique, constipation. A partir du 17 et pendant 10 jours, la température vespérale dépasse 40°. Nombreuses taches rosées. Abattement marqué. L'albumine n'a pas sensiblement augmenté et oscille de 0 gr. 50 à 1 gr. 25. Surdité : otite moyenne suppurée. La température décroît ensuite lentement pour toucher 37° le matin du 8 octobre, après vingt-sept jours de phase fébrile.

Séro-diagnostic à 1/50 positif.

La malade, durant le mois d'août, se levait ; il lui est arrivé de boire de l'eau prise au robinet du lavabo.

*
* *

Observation V

(Gandy)

Alexandrine Ler.... 68 ans, lit n° 12. Elle est dans le service depuis le 26 décembre 1905 pour une hémiplégie droite actuellement très améliorée.

Le 16 septembre la malade, qui se levait un peu d'ordinaire, reste au lit et paraît abattue. Le 17 au soir le thermomètre accuse déjà 40°1. La dothiénentérie a donc dû débuter vers le 13 ou 14 septembre. Céphalée, langue suburrale, abattement marqué, somnolence fréquente ; pas de taches, pas de diarrhée. La température décroît bientôt, le 26 elle touche 37°4. Mais dès le lendemain elle remonte progressivement. Quelques jours après survient une *hémorragie intestinale* assez abondante, avec caillots ; une escarre fessière apparaît du côté hémiplégié et la malade succombe le 5 octobre au matin.

Le séro-diagnostic pratiqué le 29 septembre à 1/50 est franchement positif.

D'après les renseignements qu'a bien voulu nous communiquer M. Brault relativement à l'autopsie de ce sujet, les lésions relevées sur la partie de l'intestin examinée étaient assez peu marquées : simple congestion diffuse de la muqueuse, avec saillie de quelques follicules et tuméfaction de quelques plaques sur la fin de l'iléon.

Les observations rapportées sous les titres III à V concernent bien des *cas intérieurs*, en ce sens que la typhoïde a éclaté chez des malades déjà hospitalisées depuis un temps plus ou moins long et pour une affection toute différente.

Il faut prévoir l'objection faite à tout cas pour l'étiologie duquel on invoque la contagion hospitalière : ces malades atteintes ainsi de typhoïde n'ont-elles pu se contaminer individuellement ou collectivement par l'eau d'alimentation de la salle, par les boissons préparées avec cette eau, etc. ? D'après Fernet, Le Gendre, Joffroy, Troisier, etc., c'est ainsi que pourraient s'expliquer nombre de cas intérieurs.

Ces malades, sauf une, ont été très nettes sur leur abstention à cet égard ; quelques-unes d'ailleurs ne quittaient pas leur lit ou peu.

Mais ce qui nous paraît un argument d'une bien plus grande valeur contre l'origine hydrique de ces cas intérieurs, c'est ce fait que cette petite épidémie de typhoïde est restée limitée à la salle Maurice Raynaud ; il n'y a eu dans les autres salles de l'hôpital, pas plus en médecine qu'en chirurgie, pas plus dans le même corps de bâtiment que dans les autres, rien d'analogue à nos cas intérieurs. Or, si l'on voulait mettre au compte de l'eau d'alimentation les cas que nous avons observés, il serait difficile d'accepter que notre salle ait été la seule touchée par une épidémie aussi circonscrite et aussi intense en même temps, alors que la distribution d'eau est la même pour tous les bâtiments de l'hôpital.

Nous restons donc convaincu que ces cas intérieurs apparus ainsi en l'espace de trois semaines, relèvent bien d'une contagion directe née dans la salle même, et dont notre première typhique entrée le 14 août a été le point de départ. Le groupement même de ces cas, si nombreux en un laps de temps si court, ne leur donne que plus de valeur en ce sens.

Quant à la façon dont s'est produite la contagion, nous n'avons pu, malgré notre enquête, l'élucider. Le mode en a dû être banal et tel qu'on le connaît depuis longtemps. Ce sont les selles, les urines, etc., des typhiques qui disséminent le contage, contaminent les bassins, les bocaux, le linge, la literie, sur lesquels peuvent le récolter les mains des infirmières le semant ensuite, en l'absence de désinfection suffisante, sur la vaisselle, les verres, le pain, etc., distribués aux autres malades. Il est vraisemblable, pour nos cas comme pour ceux analogues, que c'est par l'un de ces modes que s'est produite la contagion, et cela d'autant plus aisément que trois des malades atteintes occupaient le voisinage même des typhiques venues du dehors. Tout en étant directe, la contagion a donc été plutôt médiate qu'immédiate, c'est-à-dire, transmise par l'intermédiaire des mains des infirmières ou d'objets contaminés, plutôt que née du contact immédiat des typhiques. Plusieurs de ces malades ne se levaient pas et celles qui se levaient affirment n'avoir pas aidé aux soins donnés aux typhiques. Si nous invoquions, comme on a l'habitude de le faire en pareil cas, l'encombrement à titre de cause prédisposante — la salle ayant contenu pendant toute cette période une moyenne de 47 à 52 malades pour 38 lits réglementaires — ce ne serait pas au point de vue du manque d'espace ou du cube d'air qui ne paraît pas s'être fait sentir, mais bien au point de vue de l'insuffisance et du surmenage du personnel infirmier, les deux infirmières de jour et la veilleuse de nuit ayant grand'peine à assurer seules le service de ces 50 malades, y compris les typhiques à baigner. Aussi, l'aveu qu'elles avaient bien pu, l'une ou l'autre, venant de baigner ou de toucher à une typhique, courir à une autre malade sans avoir le temps ou le souci de se laver les mains, n'est pas pour nous surprendre. Vainement, nous avons, dès le début, sollicité de la Direction de l'hôpital un personnel supplémentaire : pendant cette période des vacances, il n'y en avait point de disponible.

***

Observation VI

(Kelsch, in thèse Mlle Donzeau, 1900)

C'était en 1876, à Batna. Un corps de troupe, de passage dans cette localité et venant de Constantine, où la fièvre typhoïde est endémique, laisse dans notre hôpital un militaire chez lequel ne tardent pas à apparaître les symptômes caratéristiques de la dothiénentérie confirmée d'ailleurs par l'autopsie.

Vingt jours après l'admission de ce malade à l'hôpital, son voisin de lit, en traitement pour fièvre palustre simple, contracte la fièvre typhoïde et guérit. Or, cette maladie est rare à Batna ; ces deux cas furent, je crois, les seuls que j'y ai observés pendant près de deux ans que j'y ai résidé ; l'hôpital, à l'époque où se passait cet épisode, n'était nullement encombré ; les selles du premier malade étaient soigneusement désinfectées et écartées au fur et à mesure. Comment expliquer le deuxième cas, autrement que par la contagion directe.

Cette observation quoique assez ancienne, garde son intérêt ; elle se passe de tout commentaire. On ne peut invoquer aucune autre cause que la *contagion directe*.

***

Observation VII (inédite)

Adeline D..., 32 ans, admise à la salle Andral, lit n° 9, le 30 septembre 1914 pour rhumatisme subaigu localisé à l'épaule droite, aux genoux et aux petites articulations des mains. La température ne dépasse pas 37°8 et dès le dixième jour elle s'abaisse à 37 degrés pour osciller ensuite autour de ce chiffre.

Sous l'influence de la médication salicylée, les douleurs ne tardent pas à s'atténuer et la malade entre franchement en convalescence ; elle ne quitte pas l'hôpital et n'en sort même pas un seul jour pour aller en permission.

Soixante jours environ après son entrée, la malade se plaint de fatigue, de lassitude, elle présente un aspect grippal. Le 1er décembre 1914 à 2 heures de l'après-midi, accès fébrile avec frisson et transpiration. Ainsi s'annonce une dothiénentérie qui va durer 31 jours.

A partir de cette date, l'examen de la malade nous a fourni les renseignements suivants se rapportant à l'appareil digestif, la fièvre typhoïde ayant évolué chez elle sans manifestation notable des autres viscères. L'abdomen est souple, non douloureux, la langue est saburrale, on constate de l'herpès labial. La constipation est continuelle pendant l'évolution de la maladie, ce qui fait prescrire un lavement quotidien, lavement ayant ramené souvent des selles hémorragiques sous forme de *melæna*, on trouve quelques taches rosées sur l'abdomen. Le foie est gros, la rate douloureuse est perceptible.

Le 15 décembre la malade a une hémorragie intestinale, la quantité de sang rendu est évaluée à 400cc. environ. On lui fait une injection de chlorhydrate d'emétine de 0 gr. 03 centigr. et on lui donne du chlorure de calcium en potion. L'hémorragie s'arrête et ne se reproduit plus.

Le séro-diagnostic pratiqué le 10 décembre a été positif avec l'Eberth au 1/50.

L'état général de la malade malgré son abattement reste satisfaisant, sa tension sanguine prise avec l'oscillomètre de Pachon montre une pression maxima de 13 et minima de 9.

A partir du 1er janvier 1915 l'apyrexie est définitive, la chute de la température s'étant faite progressivement en lysis ; la malade entre alors en convalescence. Il n'y a eu aucune complication par la suite.

Nous avons assisté là à une malade qui a eu une fièvre typhoïde, soixante jours après son entrée à l'hôpital. Nous croyons, sans crainte d'être contredit, que la période d'incubation de sa maladie a dû être plus courte que cette durée de soixante jours. Nous pouvons alors affirmer que Adeline D... a été contaminée dans la salle Andral, puisqu'elle n'est jamais sortie de l'hôpital. Sa dothiénentérie doit donc être classée comme un cas intérieur.

Les recherches, que nous avons faites sur les registres d'entrée, nous ont montré qu'il existait au moment de l'éclosion de cette fièvre, 5 malades en traitement pour fièvre typhoïde, malades entrées successivement le 1er novembre 1914 (une), le 11 novembre (deux), le 17 novembre (une), le 20 novembre (une) et occupant les lits nos 40, 3, 12, 25, 28.

Il est dès lors facile de comprendre l'étiologie du cas qui nous intéresse. En effet notre enquête nous a permis d'établir que Adeline D..., pendant la convalescence de son rhumatisme, était employée dans la salle pour aider les infirmières surmenées. Elle allait et venait, passait le vase à l'une, nettoyait la vaisselle à l'autre, s'approchait souvent des typhiques, leur causait, leur tenait compagnie, sans prendre les précautions hygiéniques, utiles en pareil cas. Quoi d'étonnant à ce que Adeline D... ait ainsi contracté une dothiénentérie ?

Nous pensons qu'il s'agit ici d'une *contagion directe*, notre malade ayant ingéré les bacilles typhiques au moment de son alimentation.

Adeline a joué un double rôle dans notre histoire sur la contagion hospitalière. Elle a en effet contribué dans une large mesure, à l'éclosion d'une fièvre analogue à la sienne, chez une malade hospitalisée dès les premiers jours de janvier 1915. On va s'en rendre compte par l'observation suivante.

*
* *

OBSERVATION VIII (inédite)

Berthe M..., 22 ans, salle Andral, lit n° 10. Entrée depuis le 5 janvier 1915 pour phénomènes méningés : céphalée, insomnie, léger Kœrnig, réflexes rotuliens exagérés, légère température le soir ; pas de constipation, ni diarrhée.

On pense tout d'abord à une fièvre typhoïde, mais le 16 janvier le séro-diagnostic pratiqué, reste négatif avec l'Eberth, le para A et le para B. Le 8 février la malade se trouve très bien : on ne trouve plus de Kœrnig, la température de 36°8 le matin passe à 37°6 le soir, cette dernière n'étant accompagnée d'aucun phénomène.

Le 19 février, à 3 heures de l'après-midi, la malade se plaint de céphalée et éprouve quelques vomissements. C'est le début d'une fièvre typhoïde d'intensité moyenne.

A partir du 20 février, 45 jours après son entrée, la malade est très agitée, on note des vomissements nocturnes assez fréquents, une céphalée intermittente et de l'insomnie. Puis Kœrnig, raie méningitique, douleurs abdominales, état prostré.

Du côté de l'appareil digestif, la langue est saburrale, la constipation assez marquée (on donne un lavement par jour). La pression dans la fosse iliaque droite fait percevoir du gargouillement. Le foie est normal, la rate palpable est douloureuse.

Rien n'a été signalé du côté de l'appareil pulmonaire.

L'appareil cardio-vasculaire a donné des bruits assourdis et un pouls rapide.

Les urines sont troubles, leur volume en 24 heures est de 700cc en moyenne. L'albumine et le sucre sont absents.

Le séro-diagnostic pratiqué le 22 février se montre positif avec le para A au 1/50.

Puis successivement on note, le 27 février, l'apparition de taches rosées, le 28 de la diarrhée jaune, le 2 mars une métrorragie, le 3 une selle un peu hémorragique, le 9 plus de diarrhée, mais les taches rosées persistent encore.

La courbe thermométrique a affecté un aspect classique d'évolution en plateau et de descente en escaliers jusqu'au 16 mars, jour à partir duquel l'apyrexie a été complète.

La durée de la maladie a été de 27 jours.

Le traitement s'est fait par le pyramidon.

La fièvre typhoïde s'est donc déclarée 45 jours après l'entrée de notre malade qui n'a pas quitté un seul instant l'hôpital.

A quoi devons-nous penser encore, si ce n'est à la *contagion hospitalière ?*

Au moment où éclata cette dothiénentérie, douze malades du même genre étaient en traitement dans la salle Andral depuis au moins une quinzaine de jours. Or, notre malade était déjà guérie de ses phénomènes méningés. Nous l'avons interrogée et elle nous a déclaré avoir participé maintes fois aux soins donnés aux typhiques, en particulier sa voisine du lit n° 9. En ce qui concerne cette dernière, et c'est ce qui augmente l'intérêt de l'observation précédente, la sœur du service nous a certifié que pendant sa convalescence et durant tout le mois de janvier 1915, Adeline D... débordait de friandises, de toute espèce, que lui portaient les visiteurs et qu'elle partageait avec sa dévouée amie de salle, Berthe M... Il va sans dire que toutes ces friandises étaient d'abord examinées et touchées par Adeline avant de les distribuer. Or, nous devons admettre que cette malade portait encore en elle les germes typhiques et partant qu'elle était capable encore de les semer sur les objets des environs.

Bien plus, la sœur du service a vu Berthe M... préparer du chocolat dont elle partageait ensuite la ration avec sa voisine en buvant alternativement dans le même bol. Pour se montrer agréable il lui est arrivé souvent d'offrir, à son amie, le coussin de son lit qui possédait, paraît-il, toutes les qualités de douceur si désirées des malades ; elle ne le reprenait que le soir avant de se mettre au lit.

Telle est notre conception de la contagion de ce cas qui a pu s'effectuer à la fois d'une façon *immédiate* et *médiate.*

*
* *

Observation IX (inédite)

Caroline V ... 47 ans, admise à la salle Andral, lit n° 42, le 24 novembre 1913, pour goitre exophtalmique volumineux et basedowifié depuis 7 ans.

Le 10 décembre 1914, trois cent quatre-vingts jours après son entrée, la malade, qui était jusqu'alors relativement bien, se sent fatiguée et éprouve de la céphalée, de la lassitude, de l'insomnie et des transpirations. On constate une langue nettement saburrale et une température vespérale de 37°8. Ainsi s'annonce une dothiénentérie à longue évolution, diagnostic confirmé à la suite par le séro-diagnostic.

Le 18 décembre, les symptômes classiques de la fièvre typhoïde deviennent plus nets et prennent une intensité très forte. On observe de la constipation, des taches rosées à forme papuleuse apparaissent sur l'abdomen, la température, de 38°3 le matin, atteint 39°3 le soir.

Le 23 décembre, la malade a une hémorragie intestinale ; on lui donne X gouttes d'adrénaline et 4 grammes de chlorure de calcium ; l'hémorragie s'arrête momentanément. Malgré cela le ventre reste souple et l'on perçoit très nettement du gargouillement dans la fosse iliaque droite.

Le 25 décembre, la malade a une nouvelle hémorragie intestinale, mais plus légère ; on recommence le même traitement et l'hémorragie ne se reproduit plus. La constipation est continuelle, on donne un lavement quotidien et les selles rendues sont moulées. Le pouls peu variable donne environ 100 pulsations à la minute.

L'état général est satisfaisant et la pression sanguine prise avec l'oscillomètre de Pachon donne des maxima de 12 et des minima de 8.

Les urines ne sont nullement chargées, leur volume atteint 1700cc en 24 heures.

Le 2 janvier 1915, l'état général est bon, la langue devient rouge et humide, on continue les lavements en raison de la constipation. La température oscille entre 38° et 39°.

Jusqu'au 22 janvier on ne constate aucune modification notable des principaux symptômes. A partir de cette date la température commence à tomber progressivement et lentement.

Depuis le 28 janvier on donne 1 gramme d'urotropine par jour, que l'on continue jusqu'au 14 février. La quantité des urines émises en 24 heures augmente, leur volume passe de 1.200cc à 2.000cc, puis à 2.300cc, 2.600cc et 3.500cc.

La fièvre continue à tomber lentement en lysis et le 8 février l'apyrexie a été obtenue.

Le séro-diagnostic a été pratiqué le 22 décembre 1914 et s'est montré positif avec l'Eberth au 1/50.

La durée de la maladie a été de 60 jours, il n'y a eu aucune complication par la suite.

Caroline V... a eu la fièvre typhoïde 380 jours après son entrée dans la salle Andral et nous croyons attribuer l'éclosion de cette maladie à la contagion *indirecte*, plutôt qu'à la contagion directe.

Nous pourrions peut-être ici incriminer les canules à lavement, le personnel médical de la salle nous ayant certifié que, souvent, les infirmières donnaient les lavements aux malades avec la même canule, sans la faire bouillir au préalable.

Les différents renseignements, que nous avons obtenus au sujet de notre malade, ne plaident pas en faveur de la contagion directe. La malade n'avait pas de voisine atteinte de fièvre typhoïde, cependant il existait 5 cas disséminés dans la salle.

Caroline V... était très propre, lavait sa vaisselle elle-même et, renseignement important, elle n'a jamais changé de lit.

Quelle étiologie devons-nous alors accuser?

Nous pensons que les germes typhiques ont été apportés, auprès de la malade, d'une façon *indirecte* par l'intermédiaire des infirmières et des personnes qui l'ont approché. Ces germes ont été ensuite introduits dans le tube digestif, malgré tous les soins de propreté que prenait notre intéressée.

Nos trois malades de la salle Andral ont contracté successivement la dothiénentérie 60 jours, 45 jours et 380 jours après leur entrée.

La discussion, que nous avons faite à leur sujet, nous fait considérer ces cas comme nettement intérieurs, *la phase d'incubation* n'ayant sûrement pu atteindre une durée supérieure ou même égale au chiffre de 45 jours.

Dans une épidémie hospitalière, comme dans une épidémie survenue dans tout autre milieu, il est nécessaire de discerner ce qui appartient à la contagion dans la salle, de ce qui peut résulter de l'importation.

S'il est des cas où l'incubation de la typhoïde peut durer vingt ou vingt-cinq jours, il en est d'autres par contre où sa durée se trouve notablement réduite; Hanot croyait même que dans bon nombre de cas cette durée devait être de six, de cinq, de quatre jours. D'après Vincent, cette période latente peut être très longue et atteindre, d'après ses constatations, jusqu'à quarante et même, quoique plus exceptionnellement, soixante jours.

Des exemples nombreux ont démontré que la fièvre

typhoïde apparaît, en moyenne, quatorze jours après l'infection, notamment après l'absorption d'eau adultérée. Cependant il ne faut pas toujours s'en tenir à cette formule rigide, en particulier chez les malades hospitalisés depuis longtemps où la phase d'incubation se trouve réduite, chose acceptée par beaucoup de cliniciens.

Au sujet de ces discussions se rapportant à la durée d'incubation de la dothiénenterie, nous publions l'observation d'un malade chez qui la fièvre typhoïde a éclaté quinze jours après son entrée à l'hôpital. Nous ne croyons pas pouvoir affirmer d'une façon indéniable qu'il s'agit là d'un cas de contagion hospitalière, sans que la chose soit facile à démontrer. Nous nous contentons d'opposer cette observation à celles dont l'infection s'est faite dans les salles, après un séjour largement supérieur à quinze jours. Aussi nous prétendons considérer ce cas comme venu du dehors.

***

Observation C (inédite)

Joseph V..., 34 ans, entré à la salle Sédillot le 13 février 1915 pour ostéite du pied droit qui a nécessité une intervention quelques jours après.

Le 1er mars, 15 jours après son entrée, le malade éprouve de la lassitude, de l'anorexie, de la courbature, de la somnolence et de la diarrhée. C'est le début d'une dothiénentérie qui va durer 31 jours, sans aucune gravité. Malgré cela, le malade est soumis à l'alimentation commune consistant en pain, macaroni, œufs, pommes de terre, pois, salade. Cependant il mange en se forçant et ceci jusqu'au 22 mars, jour où l'on prend la température qui atteint 39°8 le soir.

On l'évacue en Médecine, salle Trousseau, lit n° 30.

Le 23 mars, les symptômes généraux conservent leur intensité ; la température est de 37°2 le matin et de 38°5 le soir ; la céphalalgie assez marquée, s'accompagne de bourdonnements d'oreille ; on note de l'insomnie. L'abdomen est légèrement ballonné, il n'y a pas de taches rosées lenticulaires La diarrhée persiste (cinq à six selles par jour), c'est une diarrhée fétide et jaunâtre ressemblant à du jus de melon.

La pression dans la fosse iliaque droite est douloureuse et fait percevoir du gargouillement.

Le foie et la rate sont normaux.

De même rien de spécial n'est à signaler au sujet des appareils cardiaque et pulmonaire.

Le pouls varie entre 100 et 110 pulsations à la minute.

Les urines sont rares et chargées, leur volume en 24 heures est de 750cc.

Le 29 mars on pratique le séro-diagnostic de Vidal qui se montre franchement positif au 1/50 avec le bacille d'Eberth.

Du 23 au 30 mars, la courbe des températures donne des maxima vespéraux dépassant 39°.

A partir du 1er avril, apyréxie définitive. Le malade rend une selle demi-molle par jour, son pouls est égal à 72, ses urines atteignent un volume de 1.100cc, puis 2.000cc en 24 heures.

Il s'agit là d'un malade qui a séjourné pendant 37 jours dans une salle de chirurgie et qui, 15 jours après son entrée dans cette salle, a fait une fièvre typhoïde.

Notre enquête nous a montré qu'aucun typhique ne se trouvait dans la salle Sédillot pendant le séjour de notre malade. Nous pouvons dès lors affirmer que Joseph V... a été contaminé au dehors, et que sa *période d'incubation* a été au moins égale à 15 jours.

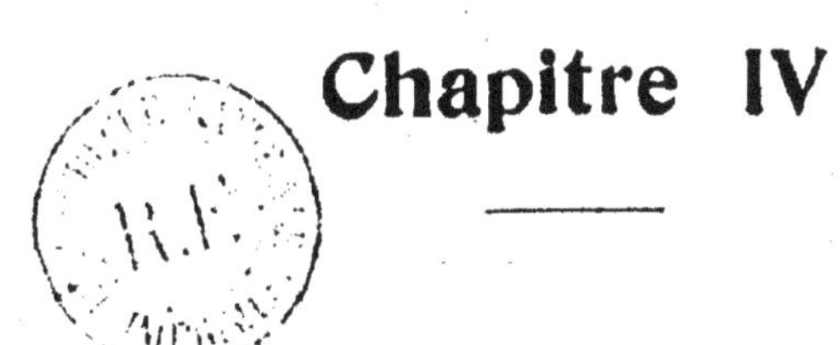

Chapitre IV

DISCUSSION ÉTIOLOGIQUE

DISCUSSION ÉTIOLOGIQUE

Les observations, que nous venons de publier, nous démontrent que la *contagion hospitalière* de la fièvre typhoïde existe et de plus elles nous font voir, combien sont nombreux, les modes de propagation de cette maladie.

Nos adversaires objecteront sans doute que, bien qu'ayant eu à soigner de nombreux typhiques, ils n'ont jamais observé de contagion intérieure. Mais une règle ne s'établit pas sur des données négatives et les faits positifs recueillis sont trop nombreux, et venus de sources trop autorisées et trop multiples, pour qu'on puisse les mettre en doute et n'en pas tenir compte.

La contagion de la maladie qui nous occupe a été, durant ces dernières années, l'objet de vives discussions à l'Académie de Médecine. Vincent, Vaillard, Kelsch, Thoinot ont le grand mérite d'avoir étudié avec soin l'étiologie de la fièvre typhoïde et d'avoir formulé la prophylaxie.

L'eau de boisson revendique incontestablement un rang important comme agent de propagation du bacille d'Eberth. Cependant le facteur hydrique ne peut pas résumer toute l'étiologie du typhus abdominal.

Dans les villes où le système des eaux a été considérablement perfectionné, les analyses bactériologiques des eaux de ces diverses villes viendraient témoigner de leur bonne qualité. Malgré cela la fièvre typhoïde continue ses ravages.

Quelles sont donc les autres conditions étiologiques que l'on doit incriminer ?

Le bacille d'Eberth peut se conserver longtemps dans le milieu extérieur. Il faut en effet une température humide de 60°, maintenue pendant vingt minutes pour le tuer. Le bacille supporte bien les températures basses, peut supporter la congélation et même rester vivant après un séjour de trois mois dans un bloc de glace, Il est en outre assez résistant à la dessication et peut rester vivant plus de deux mois dans du sable ou de la terre desséchée. Telles sont les principales propriétés biologiques qui permettent au bacille d'Eberth de se conserver dans le milieu extérieur en attendant de retourner dans l'organisme humain.

Une véritable source du bacille d'Eberth réside dans les porteurs de germes *sains ou non*, porteurs de germes qui réclament une place importante dans la hiérarchie des facteurs de transmission qui se disputent l'étiologie du typhus abdominal. Chez ces porteurs de germes le bacille est éliminé soit par la sécrétion biliaire, soit par les urines ; la bile constitue, en particulier, un milieu exceptionnellement favorable à sa culture. Le microbe arrive donc au dehors par les fèces ou les urines. Dès lors chaque objet contaminé est susceptible de devenir l'origine de nouveaux cas de maladie. A ce sujet Vincent nous cite le fait d'une domestique de vingt-six ans, ayant eu autrefois la fièvre typhoïde, qui apporta successivement la maladie dans trois familles et donna naissance, en sept ans, à six cas : son urine renfermait le bacille typhique.

Si donc un ancien typhique est capable de propager des germes, à plus forte raison a-t-il été une source de contagion au moment de son infection où les bacilles pullulaient dans son organisme. Cette contagion, indéniable, peut être directe ou indirecte.

Il y a une trentaine d'années, on admettait la contagiosité de la fièvre typhoïde, mais on tendait à croire que la contagion en pareil cas se produisait par l'intermédiaire du rejet à l'extérieur, par le malade, de germes ayant besoin de subir dans un milieu approprié, des transformations susceptibles de les rendre nocifs pour un organisme sain ; la dothiénentérie se transmettrait ainsi à la façon du choléra. Depuis cette époque les idées ont changé et dès 1886 Debove a apporté en même temps qu'une observation très remarquable d'épidémie de maison, un plaidoyer énergique en faveur de la doctrine de la *contagion directe* de la dothiénentérie.

Dans son étude Debove cherche à établir que la fièvre typhoïde se transmet directement par le passage du contage de l'individu malade à l'individu sain. C'est le mode de contagion de la variole ou de la scarlatine.

En même temps que Debove, Letulle défend avec beaucoup d'énergie la contagion directe.

Letulle nous dit : N'admet-on pas que les germes de la dothiénentérie se transportent par l'air presque aussi bien que par les eaux ? Ne conçoit pas la pénétration possible de ces éléments morbigènes dans les voies respiratoires aussi bien que dans le canal alimentaire ? Pourquoi donc refuser à cette maladie infectieuse à la plus haute puissance, le grand caractère pathogénique par excellence, la contagiosité *directe* ? sous prétexte que cette contagiosité immédiate est moins évidente, moins grossièrement tangible que dans une foule d'autres maladies infectieuses, pourquoi condamner, théoriquement, sa genèse à un seul procédé de contagion, la contagion médiate et contraindre tous les faits à se courber sous cette doctrine ?

Letulle parlant ensuite de la contagion hospitalière nous fait observer : « La question des cas intérieurs de fièvre typhoïde développés à l'hôpital est d'importance considérable. A Boucicaut, depuis trois ans, sept cas intérieurs se sont développés à ma connaissance, tous les sept sur des femmes, trois sur des malades, quatre sur des infirmières. »

Aujourd'hui tout le monde admet les deux modes de contagion *directe* ou *indirecte*. La fièvre typhoïde étant, suivant l'expression lapidaire de Vincent, la maladie *des mains sales*, la contagion directe, nous dit cet auteur, implique non seulement une négligence absolue des règles usuelles de propreté, mais encore et nécessairement une souillure fécale des doigts.

Il en résulte, d'une part, que le malade peut lui-même par son corps, ses mains, sa figure, contagionner celui qui l'approche et le touche ; — d'autre part que les divers objets en contact direct ou indirect avec le typhique peuvent, soit par eux-mêmes, soit par des intermédiaires, transmettre le germe dont ils sont porteurs.

Dans cette catégorie d'objets on peut classer les crachoirs, les canules à lavement, le linge et la literie, le thermomètre, les baignoires, les instruments servant à ouvrir les collections purulentes à bacilles d'Eberth.

Tous les autres objets qui environnent le malade peuvent être également contaminés. Tels sont les meubles, les planchers, exposés à recevoir des crachats, de l'eau projetée des baignoires, ou même, accidentellement, des matières ou des urines.

Il en est de même pour les mains des infirmiers, si exposées de toutes les façons à se charger du contage et si aptes à le transmettre de multiples manières.

On rapporte souvent des cas de transmission de la maladie imputables soit aux objets que nous venons de citer, soit aux infirmiers.

Tel est le cas rapporté en 1901 par le Dr Ballet où une

infirmière soignant une typhique très agitée, fut obligée de boire de l'eau de la baignoire et contracta ainsi la fièvre typhoïde.

Nous citons nous-mêmes le fait suivant, imputable à la *literie*. (L'observation n'ayant pu être retrouvée, nous nous sommes fiés à la bienveillante mémoire de la sœur du service.)

*
* *

Observation X

Gilberte R..., neuf ans, salle Claude-Bernard, entrée au mois de juillet 1912 pour anémie. Cette enfant n'a jamais eu aucune maladie et est née de père et mère tuberculeux.

Lors de son entrée la petite malade couchait en sous-sol dans un dortoir en compagnie de quatre petites filles en traitement pour une affection autre qu'une dothiénentérie.

Au bout d'un mois, Gilberte R..., qui n'avait jamais quitté l'hôpital, fut placée dans la salle au lit n° 4. Or ce lit était occupé jusque-là par une enfant en traitement pour fièvre typhoïde à forme diarrhéique et détail important, la malade avait souillé son lit, très souvent; elle sortit en convalescence récente, le jour même de l'entrée, de Gilberte, dans la salle.

L'infirmière Angèle, étant de repos, eut une remplaçante qui, peu au courant du service, n'avait pas cru devoir changer la literie (matelas et oreiller).

Au bout d'une dizaine de jours, c'est-à-dire quarante jours après son entrée, notre petite Gilberte eut un accès de fièvre, accompagné de frisson et de sueurs. Puis survinrent les symptômes classiques de la dothiénentérie: céphalée, prostration, vomissements, diarrhée. Le séro-diagnostic pratiqué se montra positif.

La maladie fut dans son ensemble relativement bénigne.

Quelle étiologie devons nous admettre ici, si ce n'est la contagion *indirecte*?

Le germe typhique peut également être transmis par l'air, les mouches, les punaises.

Dans une thèse soutenue à la Faculté de Paris en 1900, Lassime expose le mécanisme par lequel l'air peut entraîner les bacilles. Après expériences, l'auteur arrive aux conclusions suivantes :

1° Le bacille, en milieu humide, n'est pas transporté par l'air sec ;

2° Il n'est pas transporté non plus par l'air humide ;

3° Le bacille, en milieu sec, ne peut-être transporté par l'air sec ;

4° *En milieu sec, il est transporté par l'air humide.*

Or, au cours de la fièvre typhoïde, les muqueuses buccale et pharyngee sont justement desséchées et rôties ; la quatrième proposition de Lassime nous semble donc expliquer l'impureté de l'air expiré dans les conditions pathologiques qui nous occupent.

Bordas, dans la *Presse Médicale* du 13 décembre 1913, à propos d'une récente communication de MM. Trillat et Fracassier relative à la possibilité de la transmission de la fièvre typhoïde par l'air, rappelle qu'en 1899 il a lui-même émis cette hypothèse que la vapeur d'eau à l'état vésiculaire pouvait devenir le moyen de propagation de certaines maladies épidémiques.

Bien plus redoutables encore, sont les mouches, ces porteuses de bacilles qui pullulent aux temps chauds.

Conrado Pelfort (Archives de médecine des enfants), dans le service de Morquio, à Montévidéo, a pu relever plusieurs cas intérieurs de fièvre typhoïde. Les enfants atteints étaient soignés depuis longtemps pour diverses affections et tous avaient dépassé la période de 13 à 15 jours, indiquée comme durée de l'incubation de la fièvre typhoïde. Ils avaient séjourné à l'hôpital pendant un temps qui a varié entre quarante jours et six mois. Il s'agissait donc bien de cas intérieurs. En cinq ans, à la clinique infantile, on a relevé dix cas de contagion hospitalière.

Faut-il incriminer, nous dit l'auteur, les mouches comme agents de transmission? Ces insectes étaient très abondants dans les salles.

Sur les cinq cas rapportés dans ce travail: enfants de trois ans, quatre ans, onze ans, treize ans, il y a eu trois guérisons et deux morts (enfant de trois ans soigné pour néphrite, mort de broncho-pneumonie; fille de onze ans atteinte de coxalgie droite).

Depuis quelques années l'attention a été éveillée sur la possibilité de l'existence de cas intérieurs de fièvre typhoïde dus aux *punaises*.

Pierre Marie a vu, en 1906, dans son service de Bicêtre, où les fièvres typhoïdes sont rares, un certain nombre de cas intérieurs qui lui ont semblé pouvoir être rapportés aux punaises très nombreuses dans le service de l'infirmerie.

A ce propos, l'auteur parle d'une observation dans laquelle, il a, malheureusement joué un rôle trop personnel.

« Lors de mon volontariat à Lille, dit Pierre Marie, où nous étions une quarantaine d'engagés conditionnels, je fus seul atteint de fièvre typhoïde assez grave, et cependant nous vivions à peu de chose près les uns les autres de la même vie, nous mangions ensemble par groupes: jamais je ne me suis, à l'hôpital militaire, trouvé au contact d'un malade atteint de fièvre typhoïde et d'ailleurs c'est à peine si nous entrions dans les salles.

En revenant de convalescence, j'appris que le locataire qui m'avait précédé dans la chambre que j'occupais en ville, y avait eu une fièvre typhoïde ; les papiers avaient été changés, la pièce soigneusement lessivée. Je restais dans cette chambre quelques heures seulement par jour pour y faire ma toilette et travailler un peu ; jamais je n'y ai pris aucune nourriture, jamais je n'y ai passé la nuit. Mais deux ou trois fois, étant fatigué, je m'étais allongé sur le lit pour y faire la sieste, et chaque fois mon sommeil avait été cruellement troublé par des légions de punaises que n'avaient pu détruire les mesures de nettoyage (je n'ose vu l'époque parler de désinfection) prises à la suite de la maladie du précédent locataire. J'ai toujours pensé que c'était par la morsure de ces *punaises* que j'avais contracté la fièvre typhoïde, car c'est dans cette chambre que j'ai dû être contaminé, et je viens de dire les conditions de séjour que j'y faisais. Depuis lors, à plusieurs reprises, il m'a semblé pouvoir incriminer cette étiologie pour certains cas intérieurs de mes salles de Bicêtre, où les punaises sont malheureusement trop nombreuses. »

En résumé la contagion digestive, directe ou non, par les mains souillées, par les divers objets en rapport avec le malade, par les mouches, par les punaises, demeure donc la règle dans les services hospitaliers.

Chapitre V

PROPHYLAXIE

PROPHYLAXIE

L'étude que nous avons faite dans les chapitres précédents nous montre que le malade est, incontestablement, à l'hôpital, une source de contagion.

La conséquence rationnelle qui en résulte, c'est la nécessité de traiter les typhoïdiques dans des services spéciaux, avec chambres d'isolement pour les malades atteints d'infections surajoutées (streptococcie, par exemple), les soins étant donnés par des infirmiers exclusivement attachés à ces services, dûment instruits sur les précautions à prendre pour éviter la contagion et choisis, de préférence, parmi ceux qui ont eu antérieurement la fièvre typhoïde.

Or en attendant l'application de cette sanction prophylactique, ce qui demande de la part des *Administrations* un temps assez long, nous devons rechercher d'autres mesures plus facilement mises à exécution.

Il faudra, d'abord et avant tout, désinfecter d'une façon soigneuse et immédiate les matières fécales des typhoïdiques. Les infirmiers devront pratiquer rigoureusement les précautions hygiéniques sévères auxquelles sont condamnés les serviteurs et employés lorqu'ils ont à donner des soins à une maladie infectieuse : lavage des mains avec une solution antiseptique et cela quelque nombreuses que fussent les fois où l'infirmier est appelé à toucher chaque malade infecté.

D'autre part la prophylaxie vise le malade lui-même ;

ce sera à nous médecins à lui donner des conseils sur la propreté. Mais il paraît difficile de tenter une pareille rééducation, en persuadant les adultes de faire autrement que ce qu'ils font par habitude, par routine et même aussi quelquefois malheureusement par nécessité.

Comment essayer de réagir ?

Nous partageons pleinement l'avis de M. H. Benjamin à qui nous donnons la parole :

« C'est vers les petits, dès qu'ils auront l'âge de comprendre les choses simples qu'on leur dira, qu'il faut combiner les efforts. Les maîtres et les maîtresses feraient, par exemple, des causeries familières sur la propreté ; ils expliqueraient, en parlant du savon, combien ce produit est nécessaire, de quelle façon régulière il faut en user, quels grands services il peut rendre lorsqu'on le mélange avec l'eau ; ils diraient, en outre, que les parties cachées du corps ont autant de droit à être lavées que celles qui se voient, qu'il faut garder de laisser s'endeuiller les ongles des mains et des pieds par des dépôts noirs, que la tête peut donner asile à des parasites tant animaux que végétaux et que les maladies causées par ces derniers sont tenaces et contagieuses.

Je voudrais qu'on apprît à l'enfant à *aller proprement aux cabinets* et qu'une très active surveillance fût exercée à ce sujet. Je crois qu'en habituant, dès son âge tendre, l'enfant à aller proprement aux cabinets, et en lui marquant, plus tard, de la façon la plus saisissante et la meilleure pour frapper sa petite imagination, quels dangers, au point de vue de la santé, la malpropreté peut faire courir, et même, en instituant — cela est facile dans les écoles — une sorte d'émulation pour cela, comme pour tout ce qui y est appris, on pourrait, peut-être, faire quelque chose d'utile et de pratique ».

La prophylaxie de la fièvre typhoïde vise donc :

1° Le malade lui-même ;

2° Son entourage ;

3° Elle s'adresse à tous les intermédiaires inertes ou animés qui sont capables de transporter le bacille d'Eberth et de le communiquer à l'homme sain.

La désinfection est dès lors indispensable et doit en principe s'exercer sur tout ce qui a été contaminé par les matières fécales, par l'urine et par l'expectoration du typhoïdique.

Il importera de procéder sur place à la désinfection des objets contaminés : vases de nuit, ustensiles de cuisine, linge de corps.

La désinfection des matelas et des objets de literie réclame l'emploi d'appareils de stérilisation par le formol sous pression ou par la vapeur.

A tous ces moyens prophylactiques, il faut ajouter la vaccination anti-typhoïdique qui a fourni, durant ces dernières années, une preuve d'admirable protection dans les hôpitaux militaires.

Nous terminons notre chapitre en disant, comme Vaillard, que notre responsabilité se trouve fixée par cette belle parole de Pasteur :

« *En fait de vérités à répandre, de misères à éteindre de douleurs à soulager, le devoir ne cesse que là où le pouvoir manque.* »

Notre devoir est clairement tracé. Le pouvoir ne nous manque pas. Agissons sans hésiter

CONCLUSIONS

CONCLUSIONS

1° La contagion hospitalière de la fièvre typhoïde est indéniable ;

2° Pour affirmer cette contagion, il faut que la maladie survienne chez un hospitalisé de longue date ;

3° Une période d'une vingtaine de jours paraît la moyenne de l'incubation nécessaire pour affirmer qu'il y a eu contagion ;

4° La contagion hospitalière est presque toujours d'origine *médiate* et la plupart du temps due au manque de précautions prises par les infirmiers ou infirmières chargés de soigner les malades ;

5° Il faut pour éviter cette contagion une meilleure tenue des hôpitaux en général et une éducation spéciale des infirmiers et infirmières.

Le Président de thèse,
Dr SOULIÉ.

VU ET APPROUVÉ :
Alger, le 15 juin 1915.
Le Doyen de la Faculté mixte de Médecine et de Pharmacie d'Alger,
Dr CURTILLET.

VU ET PERMIS D'IMPRIMER :
Alger, le 18 juin 1915.
Le Recteur de l'Académie d'Alger,
E. ARDAILLON.

INDEX BIBLIOGRAPHIQUE

ANDRAL. — *Clinique médicale*, 1839.

BENJAMIN. — *Bulletin Académie de Médecine*, 1910.

BORDAS. — *Presse médicale*, 13 décembre 1913.

BRETONNEAU. — *Archives générales de Médecine*, 1829.

BUDD. — Typhoid fever.

COMBEMALE. — Deux cas de contagion directe de la fièvre typhoïde (*Echo médical du Nord*, 1899, p. 601).

CONRADO PELFORT. — Contagio hospitalario de la fiebre tifoidea (*Archives de Médecine des enfants*, mars 1915).

DEBOVE. — De la contagion de la fièvre typhoïde (*Société médicale des hôpitaux de Paris*, 1888).

DELORME. — Sur la prophylaxie de la fièvre typhoïde (*Gazette des hôpitaux*, 22 février 1910).

DONZEAU (Mlle). — *Thèse de Paris*, 1900.

FÉRÉOL. — *Société médicale des hôpitaux*, 1886.

GANDY. — Six cas intérieurs de fièvre typhoïde (*Société médicale des hôpitaux*, 1900).

GENDRON. — *Journal des connaissances médico-chirurgicales*, 1833-34.

GILLOT. — *Bulletin médical de l'Algérie*, 15 juin 1904.

GUINON. — Trois cas de contagion hospitalière (*Société médicale des hôpitaux*, 1897).

HAUSER. — *Thèse de Paris*, 1896.

HAYEM. — *Société médicale des hôpitaux*, 1886.

JOFFROY. — *Société médicale des hôpitaux*, 1886.

KELSCH. — *Traité des maladies épidémiques*, 1894.
Prophylaxie de la fièvre typhoïde (*Bulletin de l'Académie de Médecine*, 1910).

LABBÉ. — *Société médicale des hôpitaux*, 1886.

LASSIME. — Contribution à l'étude de la transmission de la fièvre typhoïde par l'air (Thèse, Paris, 1900).

LEMOINE. — *Revue d'hygiène*, 1892.

LETULLE. — De la contagion de la fièvre typhoïde (*Société médicale des hôpitaux*, 1886 et 1901).

LEURET. — *Archives générales de Médecine*, 1828.

LOUIS. — Recherches sur la maladie connue sous le nom de fièvre typhoïde. Paris 1829.

MURCHISON. — Études sur les fièvres continues de Grande-Bretagne, 1873.

NETTER. — Contagion hospitalière de la fièvre typhoïde (*Société médicale des hôpitaux*, 1897 et 1899).

NOEBEL. — Épidémie de fièvre typhoïde dans le sud-est du département de Beuthen, en 1900.

OLLIVIER. — *Annales d'hygiène publique*, 1883.

PETTENKOFER. — Sur l'étiologie de la fièvre typhoïde, 1872

PIEDVACHE. — *Mémoires de l'Académie de Médecine*, 1850 : Recherches sur la contagion de la fièvre typhoïde.

PIERRE MARIE. — *Société médicale des hôpitaux*, 1906.

RICHARD. — *Société médicale des hôpitaux de Paris*, 1886.

TALAYRACH. — La lutte contre la fièvre typhoïde (*Archives de Médecine et Pharmacie militaires*, n° 11, novembre 1903).

TEISSIER. — *Gazette médicale de Lyon*, 1863.

THOINOT. — Prophylaxie de la fièvre typhoïde (*Bulletin Académie de Médecine*, 1910).

THOORIS. — Hypothèse sur la propagation de la typho-malaria par les mouches (*Écho médical du Nord*), 1906.

TROISIER. — Sur la contagion hospitalière de la fièvre typhoïde. (*Société médicale des hôpitaux*, 1897 et 1901).

VAILLARD. — Étiologie et prophylaxie de la fièvre typhoïde (*Bulletin Académie de Médecine*, 1910)

VINCENT. — Étiologie et prophylaxie de la fièvre typhoïde (*Bulletin Académie de Médecine*, 1910).

ALGER — TYPOGRAPHIE ADOLPHE JOURDAN — ALGER

ALGER — TYPOGRAPHIE ADOLPHE JOURDAN — ALGER

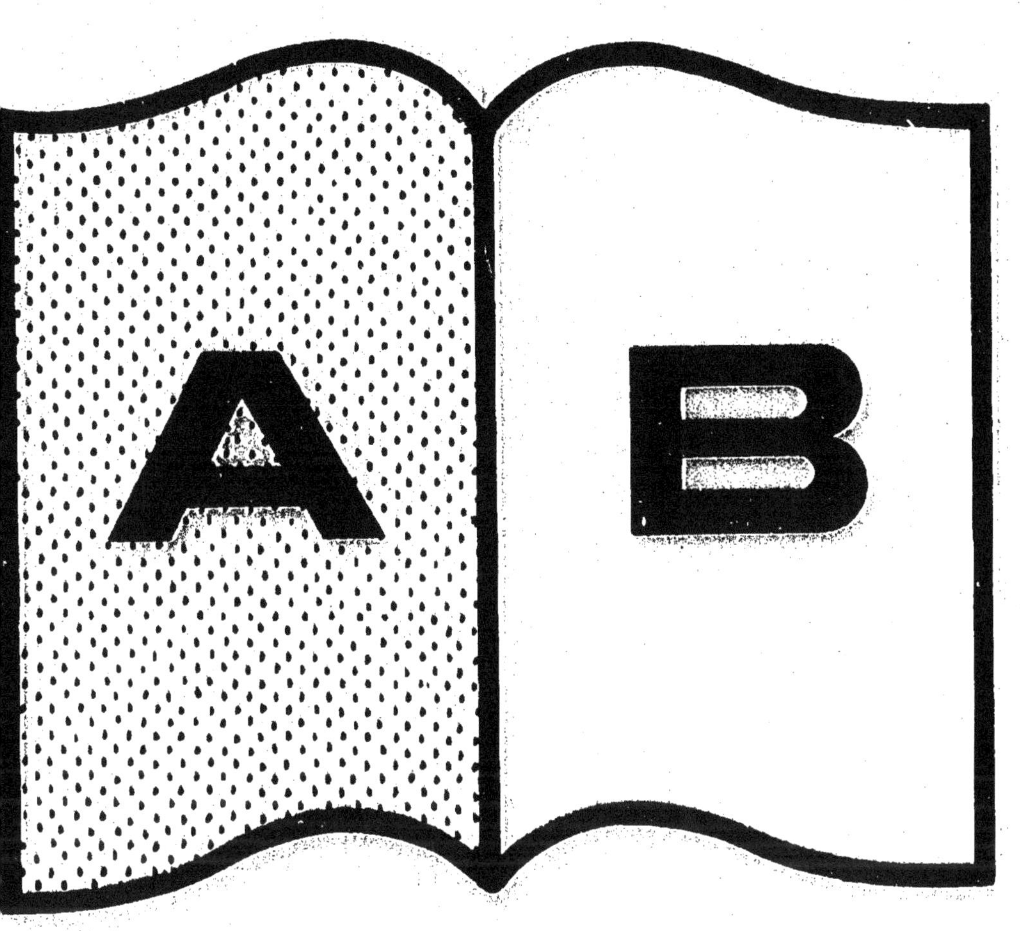

Contraste insuffisant

NF Z 43-120-14

www.ingramcontent.com/pod-product-compliance
Ingram Content Group UK Ltd.
Pitfield, Milton Keynes, MK11 3LW, UK
UKHW012245240726
13966UKWH00004B/1311

9 782013 582285